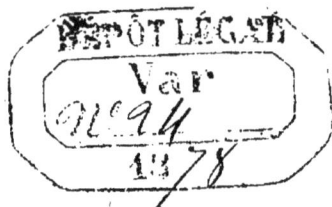

SUPPRESSION

DE

LA DYSSENTERIE

PAR

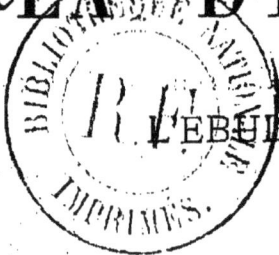

L'ÉBULLITION DE L'EAU

PAR LE

Dr DOUNON

MÉDECIN DE 1re CLASSE DE LA MARINE

La diarrhée de Cochinchine est occasionnée par la pénétration, dans le tube digestif, d'un grand nombre d'animalcules qui sont munis d'appareils variés de succion ou de préhension ; ces animaux, en se fixant sur la muqueuse, déterminent une irritation de cette membrane qui se traduit par la dyssenterie.

On en connaît sept espèces : les anguillula stercoralis et dyssenterica, l'ankylostome dyssentérique, les linguatules, les oxyures, les tricocéphales et enfin plusieurs variétés d'acares.

Ils proviennent certainement de l'eau que l'on boit en Cochinchine, où ils arrivent des innombrables rizières et des marais qui couvrent le sol pendant une bonne partie de l'année. Or il suffirait de débarrasser l'eau de ces animalcules pour la rendre parfaitement saine.

La preuve que l'eau est le véhicule du principe morbifique de la diarrhée est facile à donner.

Toutes les personnes qui boivent, en Cochinchine, de l'eau du fleuve, pure ou seulement filtrée, sont atteintes à une époque, variable il est vrai suivant le degré de résistance de leur économie, de la dyssenterie. Au contraire toutes celles qui, par un procédé ou par un autre, purifient cette eau, ou évitent d'en boire, présentent une immunité absolue.

Les exemples à l'appui de cette proposition sont nombreux et tout à fait démonstratifs.

Les officiers de l'état-major général, à bord du *Fleurus*, vaisseau stationnaire, à Saïgon, reçoivent à l'arrivée de chaque transport une quantité d'eau de France, suffisante pour qu'ils puissent en constituer leur unique boisson : or ils sont très-rarement atteints par l'affection endémique ; les exceptions que l'on constate peuvent être attribuées à ce que, en ville, ils n'ont pas observé les mêmes précautions qu'à bord.

M. le contre-amiral baron Duperré, gouverneur de la Cochinchine, s'est résigné à ne boire que de l'eau de Bussang et de Vals, pendant tout son séjour à Saïgon, et, jusqu'à son départ, il n'a pas cessé de jouir d'une santé excellente.

M. de T...., capitaine d'infanterie de marine, aide-de-camp du général Bossant, a obtenu le même résultat en ne buvant que du vin pur et du thé entre ses repas.

Les colonnes expéditionnaires, qui ont fait la conquête de l'empire d'Annam, présentaient de nombreux cas de fièvre intermittente, mais jamais de diarrhée de Cochinchine. J'ai la certitude, grâce aux renseignements que j'ai recueillis auprès des officiers, des militaires et des médecins qui ont fait toute la campagne, que cette affection était alors totalement inconnue ; les rapports médicaux de cette époque n'en font aucune mention. Cette période d'immunité a duré six ans ; puis, tout à coup, on a vu apparaître la dyssenterie qui est rapidement arrivée à faire de nombreuses victimes ; on a proposé plusieurs explications de ce brusque changement de l'état sanitaire de nos troupes ; on l'a attribué à des modifications dans l'état atmosphérique, tellurique, dans le système d'irrigation de ce pays ; à des conditions hygiéniques générales nouvelles dans lesquelles les colons se seraient trouvés. Mais personne n'a reconnu la véritable cause, qui est pourtant bien simple et qui rend un compte parfait de cette invasion de la dyssenterie.

Pendant ces six années de l'occupation, nos troupes n'étaient pas atteintes de la diarrhée, uniquement parce que, au lieu de leur faire boire de l'eau du fleuve pure, on leur donnait de l'eau purifiée par l'alun. Chaque compagnie avait un grand baquet qu'on remplissait d'eau ; dans cette eau, on jetait une poignée d'alun pulvérisé ; on agitait vivement pendant quinze minutes avec des bâtons auxquels on donnait un mouvement de rotation rapide, jusqu'à dissolution parfaite du sel ; alors on laissait reposer pendant une demi-heure pour permettre aux matières terreuses de se précipiter. Cette eau servait aux boissons à l'exclusion de toute autre ; les hommes, malgré son goût légèrement astringent, s'étaient si bien habitués à en boire, qu'ils ne commettaient pas une seule infraction.

Ce mode de préservation avait certainement été emprunté aux Annamites, qui l'employaient depuis des temps immémoriaux, bien avant que les Chinois eussent introduit l'usage du thé.

Le chef de l'expédition, guidé par cette idée fort juste que, pour conserver la santé dans une contrée quelconque, il faut adopter les habitudes des indigènes, avait ordonné cette purification de l'eau qui donna de si bons résultats.

Pourquoi cette mesure si efficace a-t-elle été abandonnée ? Il est difficile de le dire, mais j'ai lieu de croire qu'elle avait été considérée comme une mesure préservatrice nécessaire seulement en temps de campagne, complétement inutile alors que, le pays étant pacifié, les troupes étaient casernées et n'avaient plus à subir les fatigues des expéditions ; dès lors on n'a plus cru devoir continuer l'emploi de ce moyen de purification, dont on ignorait la valeur réelle et qui était assez coûteux.

Toujours est-il que c'est juste à partir du moment où on a cessé de corriger l'eau avec l'alun, que la dyssenterie a éclaté avec l'intensité qu'elle n'a pas cessé d'avoir depuis.

Les Chinois et les Annamites, qui ne boivent que du thé ou de l'eau corrigée par l'alun, ne sont jamais atteints par la diarrhée ; ce fait est parfaitement démontré par de nombreuses observations faites dans les diverses parties de la Cochinchine ; mon collègue et ami Rit m'écrivait dernièrement que, pendant un an qu'il a passé à l'hôpital annamite de Choquan, il n'a pas vu un seul cas de diarrhée sur trois cents malades qui ont passé entre ses mains.

Ainsi il est bien avéré que l'eau est la cause de la diarrhée, qu'en la purifiant et en la débarrassant des animalcules qu'elle contient elle cesse aussitôt de déterminer cette affection.

Parmi les divers procédés de purification employés, un des plus pratiques est celui par l'alun ; son efficacité est parfaite ; mais il a l'inconvénient de donner à l'eau un goût styptique et astringent ; en outre il entraîne une dépense assez considérable.

L'infusion de thé est aussi très-efficace, mais outre que son action stimulante pourrait nuire à beaucoup de personnes, elle est très-coûteuse.

Je ne parlerai pas des eaux minérales et du vin pur.

En somme je crois que le procédé de purification par l'ébullition simple de l'eau est celui qui réunit tous les avantages désirables. Elle détruit à coup sûr les germes et les animaux, et les transforme en une matière gélatineuse inerte, de sorte que l'eau est complétement purifiée. Son application est d'une simplicité incomparable ; elle n'exige aucune dépense.

Ce procédé est si simple que j'espère que toute la colonie l'appliquera dès qu'il sera connu. J'en ai déjà recommandé l'application dans un mémoire intitulé *Etiologie et pathogénie de la diarrhée de Cochinchine*, que j'ai publié au mois d'août de l'année dernière ; ainsi qu'on peut s'en assurer, je décrivais ce moyen de préservation d'une façon si explicite que je n'aurais aujourd'hui rien à y ajouter, ni à y retrancher. Cet ouvrage n'ayant pas été beaucoup répandu dans la colonie, et n'ayant pas attiré l'attention de mes confrères et de mes chefs, aucune application n'en a été faite; ainsi s'est trouvé différé de plusieurs mois le bénéfice immense de la suppression de la diarrhée de Cochinchine : j'espère que cette fois-ci ma voix sera entendue et que d'ici à peu le fléau qui désole notre colonie n'existera plus que comme un souvenir pénible.

Je fais appel à la population européenne pour qu'elle applique rigoureusement cette innovation qui doit renouveler la face de la colonie et supprimer la diarrhée, ce fléau qui en rend le séjour insupportable et fait tous les jours de nouvelles victimes.

Je compte spécialement sur l'appui de mes confrères pour m'aider dans cette entreprise, et sur les autorités municipales qui, par l'influence méritée que leur donnent leurs fonctions, peuvent me seconder d'une façon très-efficace.

Si, grâce aux résultats immenses que doit donner le procédé que je propose, il est accueilli aussi avec bienveillance par monsieur le Ministre de la Marine, dont la sollicitude est si grande pour le personnel dont il a la direction, et par monsieur le Gouverneur de la Cochinchine ; s'ils daignaient prendre l'initiative de son application dans les établissements militaires, le succès sera beaucoup plus éclatant et rapide ; les chaudrons munis de robinets pourront être fabriqués avec très-peu de frais dans les ateliers de la colonie, et du jour où ils seront mis à la disposition des troupes, on n'observera plus un seul cas de diarrhée parmi elles.

Voici en quoi ce procédé consiste : on fera bouillir l'eau du fleuve dans un récipient quelconque, on couvrira ce récipient et on laissera refroidir. L'ébullition n'a pas besoin d'être prolongée au delà de quelques minutes ; il suffit qu'elle ait été complète. Cette eau servira pour toutes les boissons, à table pour couper le vin, dans la journée pour boire pure, ou pour diluer les liqueurs alcooliques ou autres, que l'on prend habituellement. On l'emploiera pour préparer les remèdes, les potions, la bière, la limonade, bref, dans tous les cas où l'eau est destinée à être ingérée sans avoir préalablement subi l'ébullition.

L'eau filtrée du fleuve et non bouillie sera exclusivement réservée pour la préparation des aliments, qui, pour être cuits, doivent subir l'ébullition.

Ce procédé n'exigera aucune dépense, aucune installation. Dans les familles une simple marmite suffira ; on fera bouillir l'eau le matin de façon à en avoir pour la consommation de la journée, ou bien on fera l'opération en deux fois, ce qui permettra d'employer un récipient plus petit ; il y aura aussi économie de combustible.

Les célibataires, officiers, employés, se serviront de la cafetière munie d'une cavité circulaire où l'on verse l'alcool, dépourvue du filtre et du récipient inférieur. Trois ou quatre minutes suffront pour obtenir l'ébullition de l'eau.

Ce petit appareil si peu coûteux sera très-commode pour les personnes qui voyagent et qui doivent rester quelques jours hors de leur domicile. Pour une partie de chasse, pour une excursion, ce qu'il y aura de mieux à faire sera d'emporter de l'eau bouillie dans une bouteille bien bouchée.

Dans les casernes, les hôpitaux, les établissements publics, tels que cafés, hôtels, on devra avoir un récipient beaucoup plus grand et alors il sera bon d'employer un chaudron muni d'un robinet à sa partie inférieure.

La filtration de l'eau, avant de la faire bouillir, pourrait être employée, mais c'est une complication qui me paraît pouvoir être évitée; les matières terreuses qu'elles contient ne peuvent pas être nuisibles et du reste elles se déposeront dans le fond du récipient peu après que l'eau aura été bouillie; aussi je crois qu'on doit la négliger complétement.

L'eau bouillie n'a pas de goût désagréable; elle est seulement un peu fade. L'ébullition étant peu prolongée ne lui fait perdre qu'une partie de son air, et elle le récupère en se refroidissant; quand aux sels ils doivent être précipités en partie par suite de l'expulsion de l'acide carbonique qui les tenait en dissolution, mais comme leur rôle est peu important et que la majeure partie des matières minérales qu'emploie l'organisme provient des aliments solides, cette soustraction ne peut avoir aucun inconvénient.

En somme le seul désavantage de l'eau bouillie est sa fadeur, si toutefois c'en est un; car il est rare en Cochinchine que l'on boive l'eau pure et qu'on ne la coupe pas par une liqueur qui en dissimule le goût.

Ce procédé de purification est susceptible de recevoir un grand nombre d'applications; il est indiqué pour toutes les affections parasitaires du tube digestif, qui se rencontrent non-seulement en Cochinchine mais dans un grand nombre de contrées tropicales ou tempérées, partout où l'anguillule qui est répandue sur toute la surface du globe est ingérée avec les boissons.

Parmi les affections auxquelles il pourrait être appliqué je dois citer en premier lieu la dyssenterie d'Algérie, affection essentiellement parasitaire, due à la pénétration dans le tube digestif d'un genre de strongle que j'ai décrit, qui est muni à sa partie antérieure d'une ventouse merveilleusement disposée pour la succion du sang dont il se nourrit. Les symptômes de cette

affection sont fort analogues à ceux de la diarrhée de Cochinchine ; comme elle, elle guérit très-rapidement par la chlorodyne
qui est la pierre de touche des affections parasitaires.

La plupart des dyssenteries des pays intertropicaux sont à
peu près certainement aussi de la même nature, et on peut citer à l'appui de cette opinion plusieurs arguments.

L'eau paraît là aussi déterminer la dyssenterie à l'exclusion
de toute autre cause. Mon confrère et ami Napias me citait
à ce propos un fait très-intéressant dont il avait été témoin à la
Guadeloupe : une compagnie de cent hommes avait été appelée
d'un poste de l'intérieur pour travailler dans une exploitation.
Elle fut divisée en deux groupes égaux ; l'un d'eux fut employé
à des travaux de culture, l'autre à des travaux de terrassement
sur les bords d'un ruisseau fangeux, dont les eaux s'étalaient
en certains points et formaient des mares. Les premiers buvant
de l'eau saine et pure furent atteints de fièvre paludéenne ; les
seconds, qui buvaient l'eau du ruisseau, présentèrent au bout
de quelques jours des cas de dyssenterie qui allèrent en se mul-
tipliant. Dix-huit hommes furent atteints. Il suffit d'éloigner ces
hommes de ce point pour voir aussitôt s'arrêter cette épidémie
menaçante. On ne saurait contester l'influence de l'ingestion de
l'eau impure, et elle s'explique parfaitement si on admet que ce
sont les animaux qu'elle contenait qui ont causé la dyssenterie,
et surtout les anguillules. Du reste ces animalcules ont été ré-
cemment vus par M. Chauvin, médecin de première classe
de la marine, dans une selle d'un homme qui avait contracté
la dyssenterie à la Martinique. Il est probable que si on les re-
cherchait on les trouverait dans tous les cas.

En somme je crois que les dyssenteries que l'on observe à la
Martinique, à la Guadeloupe, à la Guyane, sont toutes de nature parasitaire, et qu'il y aurait par conséquent lieu de leur
appliquer le procédé de purification de l'eau par l'ébullition.

Dans les régions tempérées aussi on rencontre des affections dues à la pénétration des anguillules et cela n'a rien de surprenant. Les eaux croupissantes, marécageuses, même les eaux courantes mais troublées par des matières terreuses, telles que celles des fleuves, contiennent des organismes vivants et spécialement des anguillules ; or si dans les pays tropicaux elles ont le pouvoir en pénétrant dans le tube digestif de s'y fixer et de déterminer la dyssenterie, pourquoi n'en serait-il pas de même dans les pays tempérés ? Il est vrai que l'espèce d'anguillule que l'on y observe est différente, mais ces différences ne portent guère que sur la dimension et non pas sur l'organisation essentielle de l'animal ; elles naissent et vivent dans les mêmes conditions ; leur rôle, à l'activité près, doit être le même pour toutes les espèces.

Quelle que soit la variété d'anguillule que l'on examine, elle présente toujours un orifice buccal arrondi, ouvert, suivi d'un tube digestif allongé et enroulé ; la bouche ne présentant aucun appareil de préhension l'introduction des aliments ne peut se faire que par succion ; sans le mouvement d'aspiration et de refoulement, dû au resserrement et à la dilatation alternatifs du tube digestif, on ne pourrait pas comprendre comment sa cavité une fois remplie pourrait admettre de nouvelles portions liquides, sauf en faisant intervenir la diffusion ou en admettant que le courant soit continu dans le tube digestif, ce qui ne se produit certainement pas. Donc il faut admettre que l'animal par suite d'une contraction de son estomac fait le vide et aspire les parties qui se trouvent en contact avec sa bouche ; quand il est dans l'eau, où il vit en si grande quantité, ce mouvement d'aspiration lui fait ingérer les matières organiques et surtout les myriades d'infusoires contenues dans l'eau, qui constituent sa nourriture ; le liquide est successivement attiré puis refoulé pour permettre l'introduction d'une nou-

velle quantité d'eau. Donc il ne saurait se fixer n'ayant
pas de point d'appui, mais quand il arrive dans l'intestin, cette
aspiration trouve à s'exercer non plus sur un liquide, mais sur
une surface molle, souple, élastique ; le vide produit dans sa
cavité digestive appelle la couche superficielle de la muqueuse,
la fait pénétrer en forme de cone arrondi dans la bouche,
comme la peau dans une ventouse ; l'effet congestif énergique
qui en résulte, même sur le tégument externe, doit à plus
forte raison s'exercer sur la muqueuse qui est beaucoup
moins rigide, qui pénètre avec plus de facilité et est excessivement vasculaire ; cette congestion violente arrive à l'inflammation, à la transsudation du sang et détermine la dyssenterie
du début de toutes les affections parasitaires. Puis la muqueuse
devenant moins sensible, moins vasculaire, sa surface indurée
transformée en tissu embryonnaire donnant un point d'in-
sertion beaucoup moins favorable aux anguillules, celles-ci,
ayant probablement aussi perdu une grande partie de leur
activité par suite de leur continuité d'action, l'inflammation
devient chronique, le flux séreux et liquide fait suite au flux
sanguin.

La sangsue sous le rapport tant de son organisation que de
ses mœurs présente beaucoup d'analogies avec les anguillules,
elle vit dans l'eau et, grâce au peu d'activité de sa nutrition, elle
y trouve de quoi alimenter ses tissus ; mais dès qu'elle se
trouve en contact avec un organe vasculaire, que ce soit la peau
ou une muqueuse, elle se fixe et se nourrit du sang de l'animal
sur lequel elle s'est implantée.

Toutes les anguillules de toutes les variétés présentent la
même organisation et les mêmes moyens de fixation ; on est
forcé d'admettre que dans tous les cas où elles pénètrent dans
le tube digestif par les boissons elles doivent produire des effets
semblables, c'est-à-dire la dyssenterie plus ou moins aiguë

suivie de diarrhée chronique ; or comme elles existent dans les eaux, dans toutes les régions du monde, on doit en conclure que la dyssenterie par cette cause doit être excessivement fréquente. On l'a constatée en Cochinchine, en Algérie, elle existe certainement aussi aux Antilles, à la Guyane ; mais quoique moins fréquente elle ne manque certainement pas dans les zones tempérées. Je suis disposé à lui attribuer un grand nombre de ces épidémies de dyssenterie que l'on a cru venir de diverses causes et qui sont dues à l'action nocive de l'eau impure.

Plusieurs médecins français ont vu dans les selles des dyssentériques des anguillules, mais il ne leur ont donné qu'un rôle tout à fait accessoire ; on les croyait produites par une sorte de fermentation alors qu'elles jouent le rôle de cause essentielle.

Les dyssenteries qui sont ainsi produites en France par la pénétration des anguillules sont loin d'avoir la même gravité que celle de la Cochinchine et des autres régions torrides ; je crois devoir attribuer ces différences : d'abord à ce que dans la première il y a un très-grand nombre de parasites qui produisent des lésions beaucoup plus graves ; l'espèce d'anguillule qui existe en Europe me paraît aussi beaucoup moins vorace et beaucoup moins apte à se fixer que celle qui existe dans les climats tropicaux et que mon collègue Normand a nommée stercoralis. Leur nombre est surtout beaucoup plus considérable dans les boissons, dans les pays chauds, parce que la chaleur favorise beaucoup leur multiplication et par suite leur action est beaucoup plus intense. Cette théorie rend compte d'une foule de faits inexpliqués ; la dyssenterie se développe surtout dans les grandes villes, dans les classes misérables, parce qu'elles boivent généralement une eau impure et de mauvaise qualité contenant des parasites ; elle sévit plus particulièrement en été, et cela s'explique très-bien par ce fait que la chaleur amène dans les eaux un développement beaucoup plus considérable d'anguilles, tandis que le froid l'entrave. Les armées en campagne sont fréquemment atteintes de cette affection parce que les militaires boivent le plus souvent des eaux croupissantes, impures ; la soif exaltée par les marches et les fatigues leur fait ingérer gloutonnement ces boissons qui contiennent le germe de la dyssenterie. Il est généralement reconnu que les épidémies de dyssenterie des armées coïncident avec l'usage d'une eau de mauvaise qualité.

Les dyssenteries d'origine parasitaire existant probablement dans un grand nombre de contrées du globe, le mode de préservation que j'ai indiqué pour la diarrhée de Cochinchine est destiné à recevoir des applications très-nombreuses; aussi croisje devoir préciser les circonstances dans lesquelles il sera le plus opportun de l'employer.

Dans les régions tropicales où la chaleur intense du soleil, l'humidité constante du sol entretiennent constamment des conditions très-favorables au développement des animalcules qui pullulent dans l'eau, la cause étant en quelque sorte permanente, le moyen de préservation devra être suivi sans interruption. En Cochinchine, il est vrai, il y a une saison où la dyssenterie semble être bien moins fréquente, c'est la saison sèche, et cela s'explique parce qu'alors les animaux étant, sur le sol, desséchés et à l'état de mort apparente sont entraînés dans les cours d'eau en bien moins grande quantité ; les boissons par suite en contiennent beaucoup moins, tandis qu'à la saison des pluies, ils reprennent vie et vont par l'écoulement des eaux se répandre en abondance dans le fleuve, d'où la recrudescence de la dyssenterie à la suite de cette période de l'année. Mais malgré l'immunité relative que l'on observe pendant la première saison, il serait tout à fait imprudent de cesser d'employer ce moyen de purification.

Dans les climats tempérés au contraire, la cause paraît être

intermittente. Le froid de l'hiver détruit probablement les anguillules, ou au moins les rend inactives, de sorte que l'ingestion
de l'eau qui les contient présente beaucoup moins de danger ;
au contraire les chaleurs de l'été paraissent les ranimer et favo-
riser beaucoup leur multiplication ; c'est à cette époque que
l'emploi du procédé pourra être utile, et surtout au début d'une
épidémie pour en prévenir le développement et en arrêter les
progrès. Plusieurs médecins jouissant d'une grande considéra-
tion ont proposé de faire bouillir l'eau pour la purifier, sans se
douter de la manière dont agissait l'ébullition, mais je ne crois
pas que ce conseil ait été jamais suivi; j'ai la conviction qu'on
pourrait atténuer beaucoup les ravages que produisent les épidémies de dyssenterie si on employait ce moyen dès leur début.

Mais c'est surtout dans les armées en campagne qu'il pourra
être utilisé; il est fort difficile sinon impossible de leur procu-
rer de l'eau saine et pure ; la plupart du temps les troupes boivent de l'eau de rivière trouble et vaseuse, ou même de l'eau de
marais, de flaques où les anguillules se trouvent en grande
abondance. L'ébullition de cette eau lui enlèverait ses propriétés
nocives ; l'application de ce procédé même en campagne ne me
paraît pas présenter de grandes difficultés. Le matin au bivouac
on ferait bouillir l'eau dans la marmite qui a servi à faire la
soupe, et chaque homme pourrait en prendre dans sa gourde une
certaine quantité, qu'il mélangerait avec du vin ou de l'eau-de-vie
et qui lui servirait à étancher sa soif pendant la journée dans les
marches et dans les combats. Je suis convaincu que cette mesure
pourrait prévenir sûrement ces épidémies meurtrières que l'on
n'a que trop souvent l'occasion d'observer.

Ce moyen de préservation ne peut être employé contre la
dyssenterie sporadique. Il faudrait, ce qui est impossible, sou-
mettre des populations entières à l'usage constant de l'eau
bouillie, pour prévenir une affection rare et dont ont ne peut

pas prévoir le développement ; mais il retrouve tous ses avantages contre les épidémies. En somme ce procédé de préservation
employé dans les climats tempérés n'est pas destiné comme
dans les colonies à supprimer la dyssenterie, mais j'ai la conviction qu'il en atténuera beaucoup les ravages et que dans certains
cas il pourra arrêter ou même prévenir complétement le deve-
loppement d'une épidémie.

21 janvier 1878.

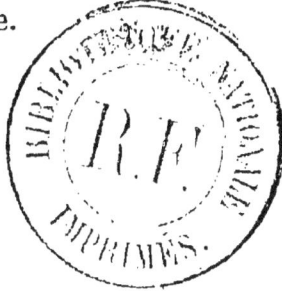

7591   Toulon. — Typ. L. LAURENT, rue Nationale, 49.

www.ingramcontent.com/pod-product-compliance
Lightning Source LLC
Chambersburg PA
CBHW050459210326
41520CB00019B/6278